GUIDE SOMMAIRE

DU MALADE

AUX

EAUX DU MONT-DORE

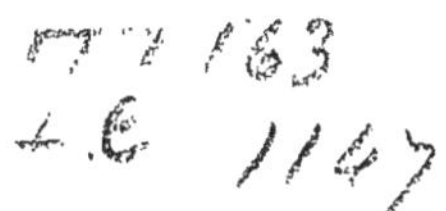

PARIS

IMPRIMERIE DE MOQUET,

11, RUE DES FOSSÉS-SAINT-JACQUES, 11.

1861

GUIDE SOMMAIRE

DU MALADE

AUX EAUX DU MONT-DORE.

LÉGISLATION DES EAUX MINÉRALES.

Extrait du Décret Impérial du 28 Janvier 1860

Art. 9. — Pendant la saison des eaux, le médecin inspecteur exerce la surveillance sur toutes les parties de l'établissement affectées à l'administration des eaux et au traitement des malades, ainsi que sur l'exécution des dispositions qui s'y rapportent.

Les dispositions du paragraphe précédent ne peuvent être entendues de manière à restreindre la liberté qu'ont les malades de suivre la prescription de leur propre médecins ou d'être accompagnés par lui s'ils le demandent.

Art. 16. — Dans tous les cas où les besoins du service l'exigent, des règlements arrêtés par le Préfet, déterminent les mesures qui ont pour objet :

Le libre usage des eaux ;

L'exclusion de toute préférence dans les heures pour les bains et douches ;

L'égalité des prix, sauf les réductions qui peuvent être accordées aux indigents, etc., etc.

1861

Art. 17. — Ces règlements restent affichés dans l'intérieur de l'établissement et sont obligatoires pour les personnes qui le fréquentent, aussi bien que pour les propriétaires ou fermiers et pour les employés.

—————

EXTRAIT DU CAHIER DES CHARGES
RELATIF A LA CONCESSION DE L'EXPLOITATION
DE L'ÉTABLISSEMENT THERMAL DU MONT-DORE, APPROUVÉ
PAR SON EXCELLENCE LE MINISTRE DES TRAVAUX
PUBLICS LE 28 DÉCEMBRE 1855.

Art. 9. — Le concessionnaire sera tenu de supporter à titre obligatoire les dépenses dont l'énumération suit : . . . .

. . . .

. . . .

Le salaire des gens de service, dont le nombre pourra être modifié par l'administration selon les besoins du service médical.

L'entretien des bâtiments, du mobilier, des ustensiles, etc., etc. . . . » . . . .

. . . .

. . » . . . .

Art. 15. — La direction du personnel du service est spécialement confiée au médecin inspecteur. *Le concessionnaire n'aura à cet égard qu'un droit de surveillance tendant à assurer la régularité du service et la bonne* tenue de l'établissement.

Art. 17. — *Le concessionnaire sera tenu de faire exécuter avec ponctualité toutes les prescriptions médicales,*

d'entretenir dans un état-convenable les appareils desti-
nés à la distribution et à l'administration des eaux, selon
les différents usages auxquels elles sont appliquées, de
pourvoir à ce que le service dans toutes les branches,
notamment en ce qui concerne la composition des bains,
les heures assignées aux malades, le chauffage du linge,
la bonne tenue des cabinets de bain, soit fait avec soin et
ponctualité, suivant l'ordre des inscriptions et sans ad-
mettre aucune préférence.

Art. 21. — Le concessionnaire sera tenu de se con-
former sans répétition quelconque, aux prescriptions des
lois et règlements généraux.

Art. 23. — Le concessionnaire est tenu d'exercer la
surveillance la plus minutieuse, dans l'entretien à ses
frais des conduites d'eau et de tout le matériel servant
aux différents modes d'administration des eaux minérales, afin de les rendre en fin de bail, ainsi que les bâtiments, en bon état de réparations locatives.

L'administration aura le droit en tout temps, par elle
ou ses délégués, de veiller à l'exécution de cet article.

LE MONT-DORE

Le Mont-Dore est situé au milieu d'une délicieuse et étroite vallée qu'arrose la Dordogne. Les sources thermales viennent sourdre à la base de la montagne de l'Angle, dans le lieu même où s'élève l'établissement. L'usage de ces eaux salutaires remonte à une haute antiquité et va se perdre dans la nuit des temps.

Le temps, l'incendie, les éboulements avaient fait disparaître depuis bien des siècles les thermes Romains, et avec eux plusieurs sources; mais toutes ces causes réunies n'avaient pu faire oublier entièrement ces eaux bienfaisantes. Aussi Jean Banc, qui écrivait vers la fin du seizième siècle, dit que « le Mont-d'Or qu'on appelle Bains en Auvergne, est de fort ancien employs. »

Environ deux siècles plus tard, de Brieude dans ses Observations sur les eaux thermales, faites par ordre du gouvernement, donne la description des trois sources d'eau chaude connues à cette époque, le Bain de César, le Bain Saint-Jean et la fontaine de la Magdeleine. Après avoir décrit les sources, il parle du village et engage les malades à se munir de linge de toute espèce et de leur coucher ; les prévenant que les maisons sont malpropres, et qu'ils n'y trouveront rien des commodités nécessaires à leur état.

C'est au docteur Michel Bertrand qu'il était réservé de faire naître pour le Mont-Dore une ère nouvelle de prospérité.

Un passage emprunté au brillant éloge de ce médecin
illustre, lu à l'Académie de Clermont par un savant professeur de cette école, M. le docteur Imbert-Gourbeyre,
va prouver mieux que tout ce que nous pourrions dire
nous même que Michel Bertrand fut le véritable régéné-
rateur des eaux du Mont-Dore.

« Mais que de démarches et de sollicitations ne lui fallut-
« il pas pour obtenir de l'État la restauration de ses bains?
« Enfin les travaux commencent, et voici qu'on trouve
« sous les décombres les ruines ignorées des anciens ther-
« mes. Bertrand recueille religieusement les objets d'art
« enfouis sous terre : colonnes, chapiteaux et fûts, statues
« et bas-reliefs sont déposés sur une place pour en faire
« l'ornement et le musée ; plus tard, il en fera l'histoire.
« On conserve avec soin les piscines de l'époque romaine.
« Le nouvel établissement est élevé sur les fondements
« même des anciens thermes. L'inspecteur a présidé au
« captage et à la distribution des eaux. L'administration
« intérieure est constituée ; Bertrand en fait lui-même le
« règlement : tout est merveilleusement coordonné pour
« le service et la police des bains. En 1821, les nouveaux
« thermes étaient achevés, et présentaient une organisa-
« tion complète dont le système n'a cessé d'être admiré
« et imité ailleurs plus tard.

« Et, en même temps, à la voix et sous l'inspiration du
« médecin, le village du Mont-d'Or se transformait, les
« rues s'alignaient, les chaumières se convertissaient en
« beaux hôtels, et, en peu d'années, Bertrand avait créé
« autour des bains une petite cité thermale dont il a été
« le bienfaiteur.

« Jamais vie de médecin des eaux ne fut mieux remplie

« que la sienne ; il se levait tous les jours à une heure du
« matin, ayant pris à peine quelques instants de sommeil.
« Alors commençait le service des bains, et il était là
« comme sur un champ de bataille, entouré d'une es-
« couade de baigneurs, de doucheurs et de porteurs qu'il
« faisait manœuvrer à son gré : tout se passait avec une
« régularité parfaite. Le médecin parcourait les salles,
« examinant chaque malade au bain, jugeant de la tempé-
« rature des eaux, des effets produits, et prenant inces-
« samment des notes. A neuf heures du matin, le service
« terminé, Bertrand visitait les malades retenus dans
« leurs lits. Le reste du jour était consacré à la consul-
« tation, qui souvent ne se terminait qu'à onze heures du
« soir.

« Le médecin n'accordait rien aux caprices de ses ma-
« lades, et tout au Mont-d'Or subissait l'influence de sa
« forte volonté. Il savait que ses eaux ne pouvaient con-
« venir à toutes les maladies, que souvent elles pou-
« vaient nuire : aussi, chaque année, renvoyait-il sans
« traitement la vingtième partie des nombreux malades
« qui affluaient au Mont-d'Or. L'hôtelier avide murmu-
« rait, le médecin, qui avait adressé le client, était parfois
« blessé : n'importe, Bertrand avait jugé que les eaux ne
« convenaient pas ; il était inexorable. Quelle conscience
« et quel exemple au milieu des défaillances de notre
« profession !

« Le Mont-d'Or était une clinique sérieuse : tout y
« était sévère, maladies, climat, montagnes, jusqu'à
« l'architecture et la police des thermes, et suivant
« l'expression d'une auguste princesse, *Le médecin n'y*
« *gâtait rien.*

« Bertrand était consulté comme un oracle ; peu de
« médecins hydrologues ont joui d'autant de crédit et de
« renommée. Il eut pour clients toute la grande aristo-
« cratie française : famille royale, princes du sang, ma-
« réchaux, généraux, ministres, députés, savants et
« artistes célèbres, nobles étrangers, tous affluaient au
« Mont-d'Or, et des rives de l'Èbre jusqu'aux bords de la
« Tamise, son nom était connu, son talent apprécié.

« Lorsqu'il se rendait à Paris avant la saison des eaux,
« son cabinet était assiégé. Les médecins attendaient son
« arrivée, pour qu'il jugeât de l'opportunité du traite-
« ment pour les clients qu'ils lui adressaient. On tenait
« avant tout à l'opinion de Bertrand, et la foi qu'ins-
« pirait son talent était doublée par la confiance dont on
« honorait sa probité. »

Aujourd'hui le Mont-Dore est une petite ville propre
et bien bâtie, ses eaux thermales jouissent d'une vogue
méritée ; c'est en un mot un des premiers établissements
minéraux de l'Europe.

ÉTABLISSEMENT THERMAL

L'établissement thermal se compose de deux parties bien distinctes :

La première, qui est assise au pied de la montagne de l'Angle, est bâtie sur l'emplacement même des Thermes romains ; elle est destinée à l'administration des eaux sous forme liquide : boisson, bains et douches. Elle se divise en trois parties, qui sont : 1° le pavillon ; 2° la grande salle ; 3° le bâtiment d'administration avec ses annexes, les galeries du Nord et du Midi.

1° Le pavillon renferme sept *cuves,* où l'on prend des bains à la température native des sources, sans aucun mélange d'eau froide et à l'eau courante ;

2° La grande salle est une vaste galerie de 28 mètres de long sur 8ᵐ. de large, de chaque côté de laquelle s'ouvrent neuf cabinets de bains ;

3° Le bâtiment d'administration renferme le grand salon et les logements du médecin inspecteur et du concessionnaire. Au rez de chaussée, se trouvent la fontaine de la buvette et le promenoir couvert, de chaque côté duquel ont été construites deux galeries, dites du Nord et du Midi ; la première renferme vingt cabinets de bains, la seconde dix.

La deuxième partie de l'établissement, ou établissement annexe, est destinée exclusivement à l'emploi des eaux sous forme de vapeur. Elle se compose de plusieurs salles d'inhalation et de seize cabinets de douches de vapeur.

MODE D'EXPLOITATION.

« De 1829 à 1855, cet établissement a été administré
« en régie, sous la surveillance du préfet. C'est avec ce
« mode d'exploitation que, grâce au profond savoir et
« aux constants efforts de MM. Bertrand, le Mont-Dore
« a acquis l'importance qu'il a aujourd'hui. En 1856,
« il a été affermé pour douze années à M. Eugène
«Brosson.

« *Responsable, intelligente, sans cesse tenue en éveil*
« *par le besoin de pourvoir à tout dans les conditions les*
« *plus convenables une administration personnelle et*
« *directe est désormais chargée de la gestion* », écrit
« M. Brosson, dans sa Notice sur les eaux du Mont-Dore,
« page 24.

« Nous accordons, pour notre part, que l'intérêt privé
« est la garantie d'une direction attentive, et, par suite,
« peut quelquefois soutenir la prospérité d'un établisse-
« ment thermal; mais nous sommes obligés d'ajouter que,
« jusqu'à présent, M. Brosson est loin d'avoir rempli
« fidèlement le programme qu'il s'était tracé. Il nous dit
« dans sa notice que, dès 1856, le nombre des cabinets
« de bains s'est trouvé triplé, et qu'il a installé une phar-
« macie. Ce sont là deux erreurs, deux exagérations
« impardonnables : le nombre des cabinets de bains n'a
« pas même été doublé ; il a seulement été porté de 25 à
« 45. En ce qui concerne la pharmacie, la vérité est que
« M. Brosson a installé au Mont-Dore un élève en phar-
« macie qui, en 1856, 1857 et 1858, est venu faire des
« pilules, vendre du sirop de gomme et du sucre d'orge,

« — beaucoup de sucre d'orge, — dans un local de l'éta-
« blissement décoré du nom de pharmacie, mais qui n'en
« a, en réalité, que le nom ; car il ne saurait exister de
« pharmacie sans pharmacien. Il est mal de s'éloigner au-
« tant de la vérité.

« En revanche, M. Brosson oublie d'apprendre qu'on
« lui doit la création d'une fontaine, d'un estaminet et de
« plusieurs baraques de planches, sur la place du Méridien.
« Un fait qui a bien son importance, et qu'il passe aussi
« sous silence, c'est que, sous son administration, le
« linge est devenu obligatoire, et les bains de piscines,
« gratuits de temps immémorial, ont été tarifés. Nous
« nous chargeons de le dire pour lui : *A chacun selon ses*
« *œuvres.* (Chabory, *Etudes médicales sur les eaux du*
« *Mont-Dore.* Paris, 1859.)

Dans le compte-rendu qu'il a fait du travail, de M. Chabory (*Gazette hebdomadaire de médecine*, 1ᵉʳ juillet 1859),
M. le docteur Linas dit que « tout en faisant ressortir
les qualités qui distinguent l'établissement du Mont-Dore,
M. Chabory signale ses imperfections et ses insuffisan-
ces : il rend justice aux bonnes intentions du concés-
sionnaire actuel, et il applaudit fort à ses belles promesses ;
mais il le tance vertement de n'avoir pas rempli fidèlement le programme qu'il s'était tracé ; n'est-ce pas,
ajoute M. Linas, le tort de beaucoup de concessionnaires ? »

Oui, nous le croyons aussi, beaucoup de concessionnaires se hâtent trop d'annoncer comme réalisées des
améliorations qui doivent longtemps se faire attendre :
mais mieux vaut tard que jamais, et nous nous empres-
sons de féliciter M. Brosson de s'être enfin décidé à faire

profiter les malades, pour la saison de 1861, de la galerie du Midi, dont il annonçait l'ouverture dès 1856.

Puisse-t-il aussi se décider à rendre un peu de gaîté au grand salon de l'établissement thermal ! Ce beau salon, restauré à grands frais, est resté presque constamment fermé, et MM. Georges Hainl et Levassor eux-mêmes, le premier aidé, croyons-nous, de l'appui de M. l'inspecteur, n'ont pu en obtenir l'entrée. Le salon d'un établissement thermal, propriété d'un département, ne saurait être converti en cabinet de lecture.

Créé pour des concerts, des fêtes, des réunions de baigneurs, il doit, pensons-nous, être ouvert généreusement à tous les artistes qui le demandent, pour procurer aux malades des distractions qui leur sont si nécessaires.

Voir pages 1, 2 et 3, les obligations imposées aux concessionnaires.

Sources.

Les sources utilisées sont au nombre de huit :
1° Fontaine Sainte-Marguerite, froide ;
2° Fontaine Caroline, + 43,7 c.;
3° Bain de César, + 43,7 c.;
4° Grand bain (*cuves du pavillon*), + de 41,7 à 43 c.;
5° Bain Ramond, + 44,5 c.;
6° Source Rigny, + 42,7 c.;
7° Fontaine de la Magdeleine, + 45 c.
8° Source Boyer, + 41 c.

Ces huit sources réunies donnent environ 300 litres d'eau par minute.

Composition chimique.

	Lit.
Acide carbonique libre.	0,133
Carbonate de soude.	0,386
— de chaux.	0,237
— de magnésie	0,077
Sulfate de soude.	0,116
Chlorure de sodium.	0,296
Alumine.	0,126
Oxyde de fer.	0,022
Silice quantité indéterminée	

(Michel Bertrand.)

Depuis, l'illustre professeur Thénard a démontré que chaque litre d'eau du Mont-Dore contenait 0^{gr},00125 d'arséniate neutre de soude.

Mode d'administration.

Les eaux du Mont-Dore s'emploient en boisson, bains très-chauds ou tempérés, pédiluves, douches, et enfin sous forme de vapeur.

Pour terminer notre tâche, il nous reste à réunir ici quelques-unes des indications qui peuvent être utiles aux baigneurs et aux touristes.

Médecins.

Cette liste est extraite de l'*Annuaire des eaux miné-rales*. Nous sommes surpris de la trouver très-écourtée dans les guides tarifs ou notices publiés sur le Mont-Dore et répandus à profusion.

Médecin inspecteur, M. VERNIÈRE.

— adjoint, M. GOUPIL-DESPALIÈRES.

Médecins : MM. Boudant.
—   Chabory-Bertrand père.
—   Chabory-Bertrand (Étienne).
—   Chabory-Bertrand (Léon).
—   Mascarel.
—   Richelot.

Hôtels.

Même observation que précédemment ; les listes publiées jusqu'à ce jour sont incomplètes. Nous ne voulons point rechercher le motif de ces inexactitudes. Le mérite de notre liste est de les faire disparaître.

Hôtels (table d'hôte).

Baraduc, hôtel de Lyon.	Chaubaury (veuve).
Bellon, hôtel de Bordeaux.	Chabory, hôtel de Paris.
Bellon, hôtel de la Poste.	Cohadon-Bertrand.
Boyer-Bertrand.	Cohadon-Doucet, hôtel du Nord.
Boyer-Parisien.	Cohadon-Gilbert.
Brugière.	Taché (vᵛ), hôtel du Balcon.

Les prix varient de 5 à 10 francs.

Hôtels (garnis de deuxième ordre).

Baraduc-Laudouze.	Cohadon-Louis
Baraduc-Déliat.	Cohadon-Chabaury.
Baraduc-Tournade.	Gouzon-Dourif.
Bany.	Gouzon-Ménial.
Boyer-Chanonat.	Gay, maître de tir.
Boyer-Gendre.	Lacombe.
Brugière-Chanonat.	Mabru.
Chanonat-Ollier.	Madeuf.
Chazotte.	Ramade (aîné).
Cadet-Boyer.	Ramade (jeune).
Cohadon-Canard.	Raynaud, café.

Prix très-variables.

Poste aux lettres.

Le bureau est ouvert de 7 heures du matin à midi et de 2 heures du soir à 7 heures.

PREMIER DÉPART
(service en voiture) (1).
> pour Clermont, Paris et Route :
> 11 heures du matin.
> distribution à Paris le lendemain
> de 7 h. à 9 h. du matin.

DEUXIÈME DÉPART
(service à cheval)
> pour Clermont, Paris et Route :
> 9 heures du soir.
> distribution à Paris le lendemain
> de 7 h. à 9 h. du soir.

Arrivée.

Première distribution : le matin à 7 heures.
Deuxième distribution : le soir à 5 heures.

Pharmacie.

Depuis plusieurs années une pharmacie bien organisée est établie au Mont-Dore. Les malades y trouvent tous les produits pharmaceutiques nécessaires à leur traitement.

Cette pharmacie, située rue du Château-d'Eau, vis-à-vis l'hôtel du Balcon, appartient à M. Bartin, pharmacien, qui la dirige et fait lui-même toutes les préparations médicales. Elle est depuis longtemps connue et a toujours été en faveur auprès des habitués du Mont-Dore.

On trouve à la pharmacie de M. Bartin tous les médi-

(1) Ce service est fait par M. Andrieux, entrepreneur de Messageries, Place de Jaude, à Clermont.
Départ du Mont-Dore à 11 heures. Arrivée à Clermont à 4 heures.
Départ de Clermont à 9 heures.   Arrivée au Mont-Dore à 4h.1/2.

caments et *objets pharmaceutiques* utiles aux malades.

Il fabrique avec les eaux du Mont-Dore des produits dont l'efficacité est reconnue. Il obtient avec les végétaux de la montagne des médicaments précieux.

On trouve en dépôt chez M. Bartin :

1° Les pastilles pectorales du Mont-d'Or de Gautier-Duché, *seul fabricant inventeur ;*

2° Le bonbon pectoral du Mont-d'Or ;

3° Le sucre d'orge gommé du Mont-d'Or de Gautier-Duché ;

4° Le sirop de Digitale du Mont-d'Or ;

5° Le baume-d'arnica du Mont-d'Or.

Avis essentiel.

Tous ces produits, qui sont très-utiles dans toutes les maladies traitées par les eaux du Mont-Dore ne se vendent qu'en boîtes ou flacons portant le cachet et la signature Gautier-Duché. Il faut éviter de confondre les produits de M. Gautier-Duché, qui ne se vendent au Mont-Dore qu'à la pharmacie Bartin, avec les autres préparations *dites du Mont-d'Or* et ne portant ni son cachet, ni sa signature. Tous ces produits ont été l'objet d'une étude spéciale, et ce n'est qu'après de nombreux essais et des résultats sérieux qu'il les a livrés au public.

A CONSULTER :

Le **Guide complet du Promeneur aux environs du Mont-Dore,** par Léon CHABORY, médecin au Mont-Dore et Louis LOMBARD.

En vente : au Mont-Dore, chez l'un des auteurs.

TABLE DES MATIÈRES.

	Pages.
Législation des eaux minérales.	1
Extrait du décret impérial du 28 janvier 1860.	1
Extrait du cahier des charges relatif à la concession de l'exploitation de l'établissement thermal du Mont-Dore.	2
Le Mont-Dore	4
Établissement thermal.	8
Mode d'exploitation.	9
Sources.	11
Mode d'administration.	12
Liste des médecins	12
Liste des hôtels	13
Poste aux lettres.	14
Pharmacie	14
Guide complet du promeneur au Mont-Dore.	15

Paris. Typ. Moquet, rue des Fossés-Saint-Jacques, 11.

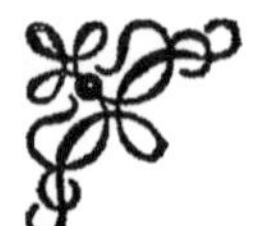

Le Guide complet du Promeneur aux environs du Mont-Dore, par Léon CHABORY, médecin au Mont-Dore, et Louis LOMBARD.

En vente, au Mont-Dore, chez l'un des auteurs.

www.ingramcontent.com/pod-product-compliance
Lightning Source LLC
LaVergne TN
LVHW051142060726
842526LV00006B/2188